Dedicado a
Los Profesores
y
el Arte
de Enseñar.

Tapa blanda ISBN: 979-8-9861693-1-6
E-book ISBN: 979-8-9861693-3-0

Ejercicio.
¿Por qué?

**(Pensamientos conscientes de un
Entrenador Personal)**

Jeff Shammah

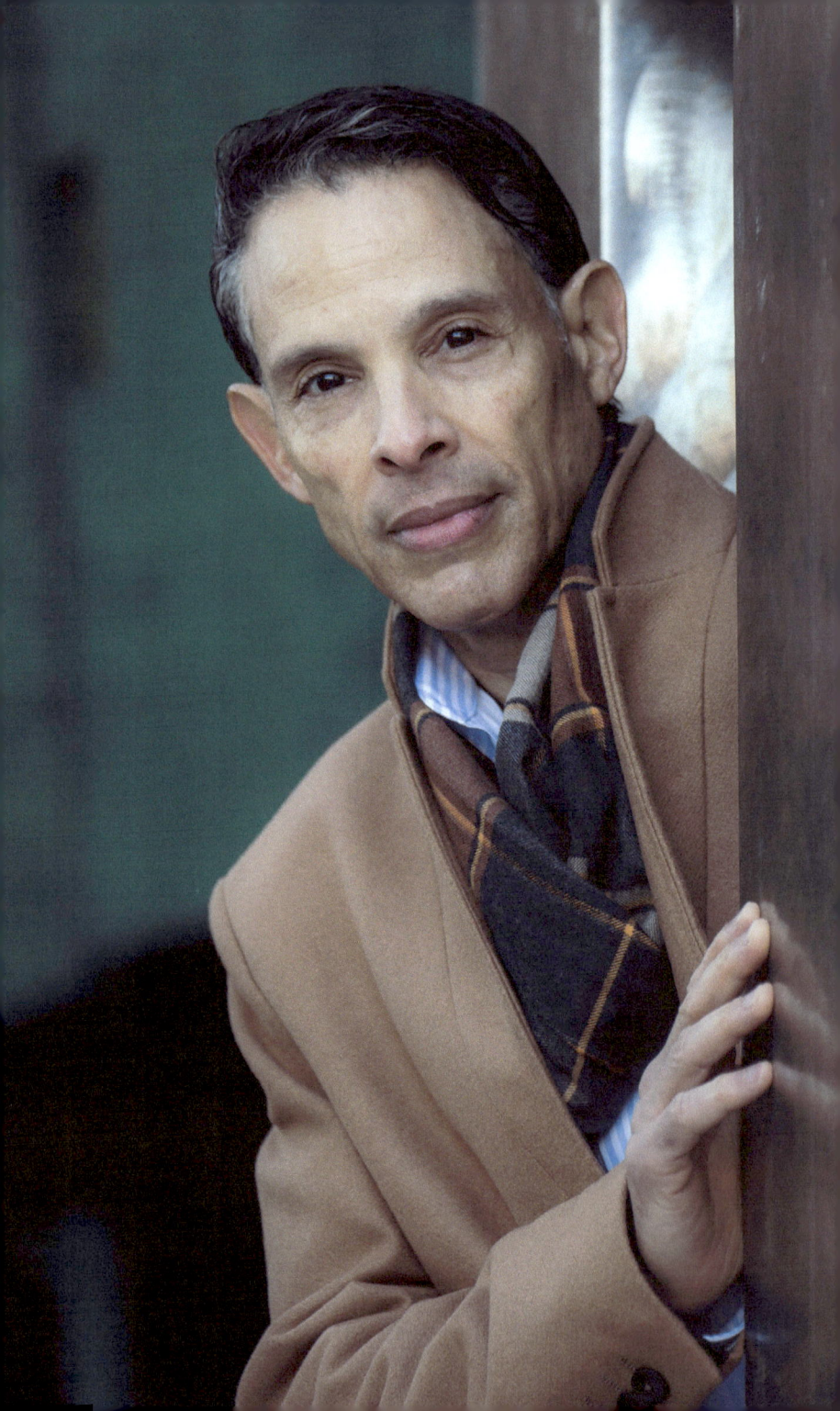

Este libro está destinado a ser:

Corto, Simple y Universal.

Pensar por uno mismo...

¡No dará respuestas!
Es sólo un esquema.

Va a:

Promover y provocar que las personas **piensen** por sí mismas y busquen respuestas haciendo preguntas.

Es:

- Una guía general
- Una herramienta de referencia
- Filosófico
- No específico
- **Eterno**

Principios Universales

Principios rectores que podemos utilizar para el ejercicio a lo largo de nuestra vida. Ideas y pensamientos que son flexibes y maleables para cambiar a medida que cambiamos.

La disciplina es lo principal que todos debemos aplicar para crecer como seres humanos y manejar los tiempos difíciles.

El ejercicio es una de las formas más básicas de lograr y reforzar la disciplina.

Ejercicio.
¿Por qué?

**El ejercicio es una
de las formas más importantes y básicas
de "Autodescubrimiento."
Un proceso de Experimentarnos a
nosotros mismos.**

1. La Mente

El desarrollo mental temprano de un niño es a través del movimiento físico: **Habilidades motoras** (desarrollo del cerebro.)

Los ejercicios que involucran a la mente y el cuerpo trabajando al unísono, tienen beneficios más duraderos y de mayor alcance, que sólo los ejercicios mentales.

A medida que un niño aprende a sentarse, gatear y caminar, su cerebro se desarrolla a través de la actividad física y la experiencia, mucho antes de que pueda leer o escribir.

Enfermedades como la Demencia-Alzheimer se pueden ralentizar o detener su progresión mediante ejercicios preventivos continuos que involucren la mente y el cuerpo de formas nuevas y desafiantes.

2. El Cuerpo

La aptitud física es necesaria para que el cuerpo (el Soldado) pueda cumplir las órdenes de la mente (el General). En todas las formas que la vida nos demanda.

La longevidad requiere capacidad física para mantener la **Independencia** a medida que envejecemos.

3. El Yo Espiritual/Emocional

Los sentimientos de autoestima y confianza en uno mismo se fortalecen y refuerzan a través del ejercicio. La lucha contra la depresión y la liberación de la ira (systema de ventilación) a través del sudor **son efectos secundarios naturales del ejercicio.**

¿Realmente hacemos nuestras mejores contribuciones a la sociedad cuando somos jóvenes?

¿O es el deterioro **"innecesariamente rapido"** de nuestra mente, cuerpo y espíritu el culpable?

Falta de ejercicio constante:

"Si no lo usas, lo pierdes" puede ser el verdadero factor disuasorio que nos impide ser contribuyentes constantes a la vida!

Un Cuerpo:

Un mismo cuerpo estudiado por todos los profesionales de la salud pero con diferentes enfoques.

Necesitamos darle **el mismo respeto y reverencia a través del ejercicio** que hacemos cuando vemos a nuestros médicos.

Esta maravillosa máquina requiere el mismo **detalle, elección y orden** de tratamiento (ejercicio) que le damos cuando elegimos a nuestros profesionales de la salud para combatir y prevenir enfermedades.

Una receta de ejercicio que evoluciona y cambia con nosotros a medida que envejecemos.

Leer y reflexionar

o

meditar en cada una

Las siguientes son ideas, frases y temas que le ayudarán a personalizar su prescripción de ejercicio.

1. Una talla **no** sirve para todos

2. Enfoque equilibrado

3. La práctica **no** hace la perfección

4. Trae el problema correcto a la persona adecuada

5. Recuperación

6. Atletas

7. A medida que envejecemos, es importante que aprendamos a entrenar de manera mas **inteligente, no** necesariamente **mas difícil.**

8. Meditación

9. La sabiduría es el uso adecuado de la experiencia

10. Entrenamiento personal

1. Una talla no sirve para todos

Tan coveniente como puede ser o suene, nunca habrá una forma de ejercicio que sea correcta para todos.

Todos necesitamos mantener nuestro cuerpo, pero **el tipo, la intensidad, la duración** y **la frecuencia** variarán de una persona a otra.

Estas variables no sólo necesitarán **ajustarse diariamente, semanalmente** y **anualmente,** sino también nuestras necesidades a medida que envejecemos.

En lugar de obligarnos a encajar, debemos esperar y dar la bienvenida al cambio y la diversidad, y la oportunidad que nos brindará de conocer nuestro **nuevo** yo a medida que evolucionamos a lo largo de la vida.

El ejercicio siempre estará sujeto a modas o tendencias, pero al final sigue siendo ejercicio con un "traje nuevo y brillante."

Tómese el tiempo para descubrir que funciona para usted y esté abierto a cambiar cuando sea necesario.

Esta idea no sólo es aplicable al ejercicio, sino también a **la nutrición** y **el sueño.**

2. Enfoque equilibrado

Cuando hacemos ejercicio, es importante mantener un enfoque equilibrado al abordar las diversas necesidades físicas del cuerpo, a fin de estar "en buena forma física."

La fuerza muscular, la resistencia muscular, la flexibilidad, el equilibrio, la coordinación, la agilidad y **la velocidad** son áreas en las que necesitaremos ser competentes, para poder funcionar correctamente físicamente en la vida.

Estos bloques de construcción básicos también contribuirán a la base de la salud espiritual.

Mente sana + cuerpo sana = espíritu son los requisitos previos que dan a luz a un espíritu sano. Utilice siempre un **enfoque holístico** cuando se trata de una buena salud. **La integración** y un enfoque **complementario** de la **nutrición, el ejercicio** y **el sueño,** nos ayudarán a lograr **el equilibrio.**

*Un programa de ejercicios debe estar compuesto por **movimientos compuestos libres** y **movimientos aislados** a partes iguales. Se complementan **(Yin/Yang).** Y cuando es necesario, se hincapié en un área **(terapia)** hasta que se corrige el desequilibrio.

Luego, un regreso gradual a una rutina más completa para ayudar a prevenir problemas de salud futuros.

3. Práctica...
no hace Perfecto

Sólo la práctica correcta conduce a la mejora. Si repetimos algo una y otra vez incorrectamente, sólo reforzará la imperfección.

De la misma manera que elegimos a nuestros profesionales de la salud de acuerdo con la alineación de nuestra enfermedad y su área de especialización, debemos aplicar la misma lógica hacia el ejercicio.

¿Qué necesitamos o queremos lograr o lograr mediante el ejercicio?

¿Qué profesional de la salud está específicamente capacitado y mejor calificado para enseñarnos y responder nuestras preguntas?

Necesitamos ser pacientes y progresivos en nuestro aprendizaje. Más de cualquier cosa no se traduce necesariamente en mejor. Es la voluntad de practicar a través de prueba y error y hacer ajustes continuos a medida que aprendemos, lo que conduce **al Autoconocimiento.**

Al comenzar y a lo largo de nuestro viaje de ejercicio, es importante que **pensemos** y apliquemos un enfoque progresivo al ejercicio.

Qué, cómo, cuándo, qué tan intensa, cuánto tiempo y con qué frecuencia.

No mejoraremos ni alcanzaremos nuestros objectivos si nuestro enfoque del ejercicio es **insensato.**

¡Si importa!

4. Lleve el problema adecuado a la persona adecuada

Primero se debe identificar **la raíz** o la causa de un desequilibrio físico para eliminar **el dolor crónico.** Esto requiere una búsqueda inicial y algo de prueba y error **en lugar de una solución rápida.**

Al hacerlo, debemos mantener una mente abierta al elegir a nuestros profesionales de la salud.

Por muy bien capacitados y calificados que puedan estar en su campo de especialización, si no se alinea con la raíz del problema, no se encontrará la respuesta.

Trabaje con profesionales de la salud que estén específicamente calificados y capacitados en su área de necesidad.

5. Recuperación

Ya sea mental, física o emocional, la recuperación es la clave de los resultados. El ejercicio es un estrés intencional que se coloca en la mente, el cuerpo y el espíritu.

Este estrés provoca una reacción del organismo que conduce a una adaptación con el tiempo y a algún tipo de cambio.

Para que este estrés, adaptación y cambio conduzca a resultados positivos, debemos dejar un tiempo adecuado para la recuperación entre sesiones de ejercicio.

Ejercicio + Nutrición + Sueño = Resultados

* El esfuerzo continuo para equilibrar adecuadamente estas tres áreas conducirá a resultados positivos.

* Un énfasis en uno sobre el otro "a menos que sea necesario" conducirá a desequilibrios y resultados negativos.

6. Atletas

Existe una diferencia entre hacer ejercicio y **comprender** el ejercicio.

A menudo, como atletas, se nos dan ejercicios para hacer y los realizamos de una manera obediente y disciplinada sin cuestionarlos. Estos ejercicios están debidamente alineados con las necesidades del deporte en cuestión para poder competir con éxito.

Pero, la comprensión de los procesos fisiológicos que están sucediendo en el cuerpo y las futuras ramificaciones negativas de estos ejercicios a través de movimientos repetitivos durante largos períodos de tiempo, rara vez se discuten. Esto a menudo conduce a muchos problemas de salud futuros en el deportista que envejece.

El atleta a menudo no sabe cómo ejercitarse adecuadamente para **lograr buena forma física general,** en contraposición a un deporte.

Cuando no tenemos una comprensión básica fundamental de cómo funciona el cuerpo, puede tener un efecto profundo en el bienestar mental, físico y emocional de un atleta.

Ejemplos de preguntas para hacerse uno mismo:

- ¿Ejercicio después de la jubilación?
- ¿Cómo soluciono las lesiones por movimientos repetitivos o por uso excesivo?
- Enseñanza: ¿cómo enseñar a las personas menos dotadas físicamente?
- ¿Hacer ejercicio para la salud mental y emocional después de la jubilación?

7. A medida que envejecemos, es importante que aprendamos a entrenar de manera más inteligente, no necesariamente mas difícil.

La juventud es un momento de experimentación en todos las áreas de nuestra vida. Estas lecciones aprendidas están ahí para servirnos a medida que envejecemos.

El ejercicio no es diferente. Los ejercicios geniales, divertidos y de moda y los programas de talla única cumplieron un propósito en nuestra experiencia inicial con el ejercicio. Pero, a medida que envejecemos, nuestras diferencias genéticas, lesiones, problemas de salud y necesidades, cambian de una persona a otra.

Por lo tanto, se vuelve muy importante evolucionar hacia una **Receta de Salud Individual.**

El ejercicio por el simple hecho de hacer ejercicio ya no es adecuado y es potencialmente peligroso.

Su rutina de ejercicios debe abordar **sus necesidades individuales personales.**

Debe haber un plan basado en el pensamiento consciente, que sea ajustable y flexible a sus necesidades individuales, en cualquier día y momento, que continué evolucionando con el tiempo.

Necesitamos conectar los puntos a medida que envejecemos, de las experiencias y lecciones de nuestra vida, para ver nuestro:

Foto Individual!

8. Meditación

La práctica de meditación en nuestro ser y cuerpo individual nos ayuda a comprender nuestra relación entre nosotros y nuestro lugar en el universo.

El cuerpo humano es un maravilloso y complejo producto en miniatura (micro-cosm) del universo mucho más grande e inspirador (macro-cosm).

A través del ejercicio, para lo cual:

"Su Sencillez es su Genialidad"

Cualquiera puede iniciar esta conversación y diálogo continuado, utilizando el propio cuerpo, a través de la forma formativa de aprendizaje más básica: **Las Habilidades Motoras.** Una vez que se ha establecido esta base, entonces es posible alcanzar el potencial individual de uno.

Cuanto mayor sea la comprensión de uno mismo, más segura será nuestra relación con los demás. Reconociendo cuánto tenemos en común: **la base de la seguridad,** en contraposición al no: **la base de la inseguridad.**

Esta similitud nos permite ver todas las formas de ejercicio como más iguales que diferentes.

Por lo tanto, brindando una mente abierta para aprender cosas nuevas, cambiar, y permitir un enfoque flexible para el ejercicio que evoluciona con nosotros a medida que envejecemos.

9. La sabiduría es el uso adecuado de la experiencia.

Si abordamos nuestra rutina de ejercicios utilizando nuestras experiencias pasadas y nuestro conocimiento general de nosotros mismos, nos ayudará a tomar decisiones más sabias.

Si repetimos dogmáticamente y nos negamos a escuchar a nuestros cuerpos, entonces:

Algún tipo de enfermedad o lesión ocurrirá y volverá a occurrir hasta que nos detengamos y cambiemos.

10. Entrenamiento Personal

El entrenamiento personal es una de las mejores oportunidades para efectuar cambios, simplemente, debido a su frecuencia. Un entrenador personal normalmente verá a un individuo o individuos 1-3 veces por semana (excluyendo días festivos y vacationes), durante todo el año.

Versus, una visita al médico una vez al año, para un chequeo general o 6-8 semanas de fisioterapia para recuperarse de una lesión.

Independientemente de lo extraordinarios que sean estos profesionales de la salud, simplemente no tienen ni gastan la cantidad de tiempo necesaria con una persona, para llevar a cabo **hábitos preventivos** o **que cambien la vida.**

La atención y la frecuencia que se le da a un individuo durante una sesión de ejercicio uno a uno, le da tiempo para explorar las necesidades físicas, mentales y espirituales de esa persona.

Esto permite horas extras para el desarrollo de una **prescripción de ejercicio personal,** a diferencia de un enfoque único para todos.

Ajuste de un ejercicio individual: **la intensidad, la duración** y **la frecuencia** se pueden monitorear de manera progresiva y adaptar en cualquier sesión a l**as necesidades de ese diá, no** un cuadro con ejercicios planificados previamente.

Hay muchas formas de utilizar eficazmente un entrenador personal, que pueden compensar el costo y el tiempo disponible.

Ejemplos de:

- 1-3 veces por semana
- 1 chequeo mensual
- 1 vez cada tres meses, sesión, para discutir los cambios y actualizaciones de una rutina existente.
- Compartiendo la hora con 1 o 2 personas más, para reducir su costo individual.

El factor más importante es tomarse el tiempo, para encontrar un maestro bien capacitado o acreditado, con la experiencia y la paciencia, que lo guíe en este viaje individual.

Hay muchos maestros excelentes con una amplia variedad de habilidades, por lo que esto puede incluir un poco de prueba y error, para llegar a una idea más clara de lo que puede **necesitar no necesariamente querer.**

¡Ojalá! servicial pensamientos y sugerencias

Cuerpo Humano
"máquina del perdón"

A excepción de aquellas personas que, lamentablemente y sin culpa propia, han nacido con graves defectos genéticos, la capacidad del cuerpo humano para regenerarse, sanar y perdonar es verdaderamente asombrosa.

Lo que quiero decir con perdonar es su capacidad para funcionar **a pesar de** nuestro continuo **mal uso, negligencia** y **uso excesivo** del **"mejor amigo"** que damos por sentado, hasta que lo presionamos demasiadas veces.

Debido a su resistencia y diseño extraordinario, y un sistema inmunológico con una enorme capacidad de adaptación, con demasiada frecuencia ignoramos sus **primeros gritos de ayuda y las señales de que la forma en que vivimos nuestra vidas y tratamos nuestros cuerpos es incorrecta.**

Culpamos a **la edad, las circunstancias momentáneas o la ignorancia, en lugar** de asumir la responsabilidad de ignorar sus necesidades.

En la mayoría de los casos, cuando finalmente nos derrumbamos mental, emocional o físicamente, rara vez se debe a cambios recientes, pero más a menudo se debe al cuerpo y su sistema inmunológico, finalmente perdiendo la batalla que ha estado librando horas extras en nuestro nombre, y nuestra negativa a reconócelo y **cambiar.**

¡Pero hay esperanza!

En un período de tiempo relativamente corto, el cuerpo puede desacelerar, detenerse y, en algunos casos, revertir la mayor parte del daño causado.

Si estamos dispuestos a cambiar..

En definitiva para:

Juventud: desarrollar buenos hábitos desde el principio que nos servirán más adelante en la vida.

Mediana Edad: reconocer la necesidad de cambio, adaptación y flexibilidad.

Edad Avanzada: realmente **"nunca es demasiado tarde"** El cuerpo puede mejorar y mejorará a cualquier edad. Usa sabiduría y experiencia para crear una receta de ejercicio específica para sus necesidades

El cerebro y el cuerpo responderán a la técnica correcta aplicada: Progresiva, Consistente y Paciente.

Los resultados seguirán.

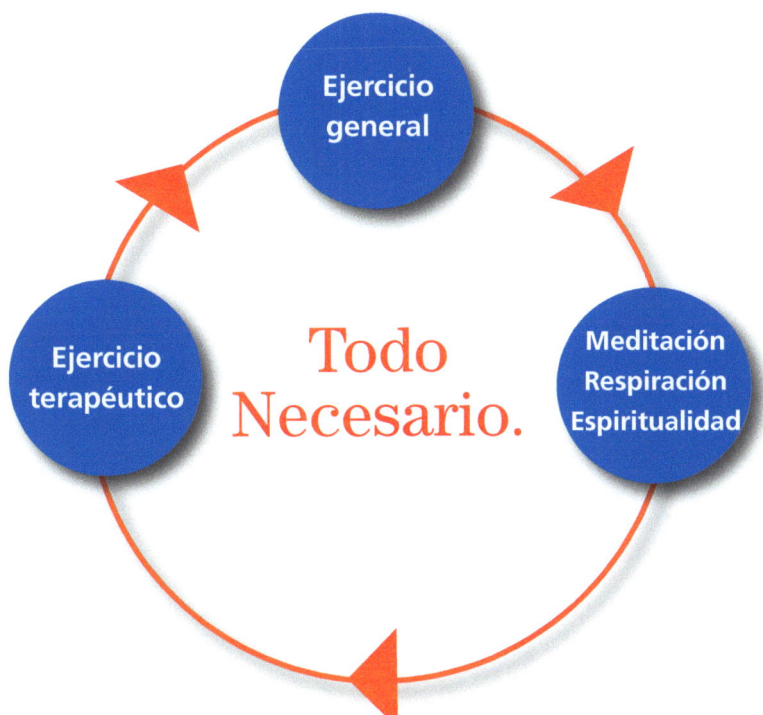

Todo Necesario.

- Ejercicio general
- Meditación Respiración Espiritualidad
- Ejercicio terapéutico

Todos igualmente importantes.

Poniendo el énfasis, en cada momento, en el área con mayor deficiencia.

Seguro y Suplementos

1. A menudo compramos seguros primero (se les anima a comprar el más caro) cuando sería mejor invertir en:

Nutrición, Ejercicio y Sueño
Luego seguro **(por si acaso).**

2. A menudo compramos suplementos primero
(en lugar de cambiar o mejorar nuestros hábitos alimenticios)
Luego complementos **(si es necesario).**

**Necesitamos restaurar el orden apropiado
y la prioridad de estos dos en nuestras vidas.
En lugar de tomar atajos hacia una mejor salud.**

Proceso de la Sustracción no la Adición

Todas estas ideas pueden parecer abrumadoras al principio. Pero, a medida que envejecemos, ganamos la experiencia y el conocimiento para comenzar el proceso de eliminar aquello que ha dejado de ser útil y enfatizar la pocas que realmente nos importan.

De ese modo, dejando más tiempo para lo que:

**tenemos que hacer,
y nos encanta hacer.**

Bendito con el Regalo de tiempo

En mis **38 años** como entrenador personal, he tenido la suerte de mantener relaciones con la clientela, por un promedio de **5 a 20 años** cada uno.

Sólo puedo esperar haber sido un maestro tan bueno para ellos como ellos lo han sido para mí.

Aquí están algunos de mis más largos y continuos hasta la fecha.

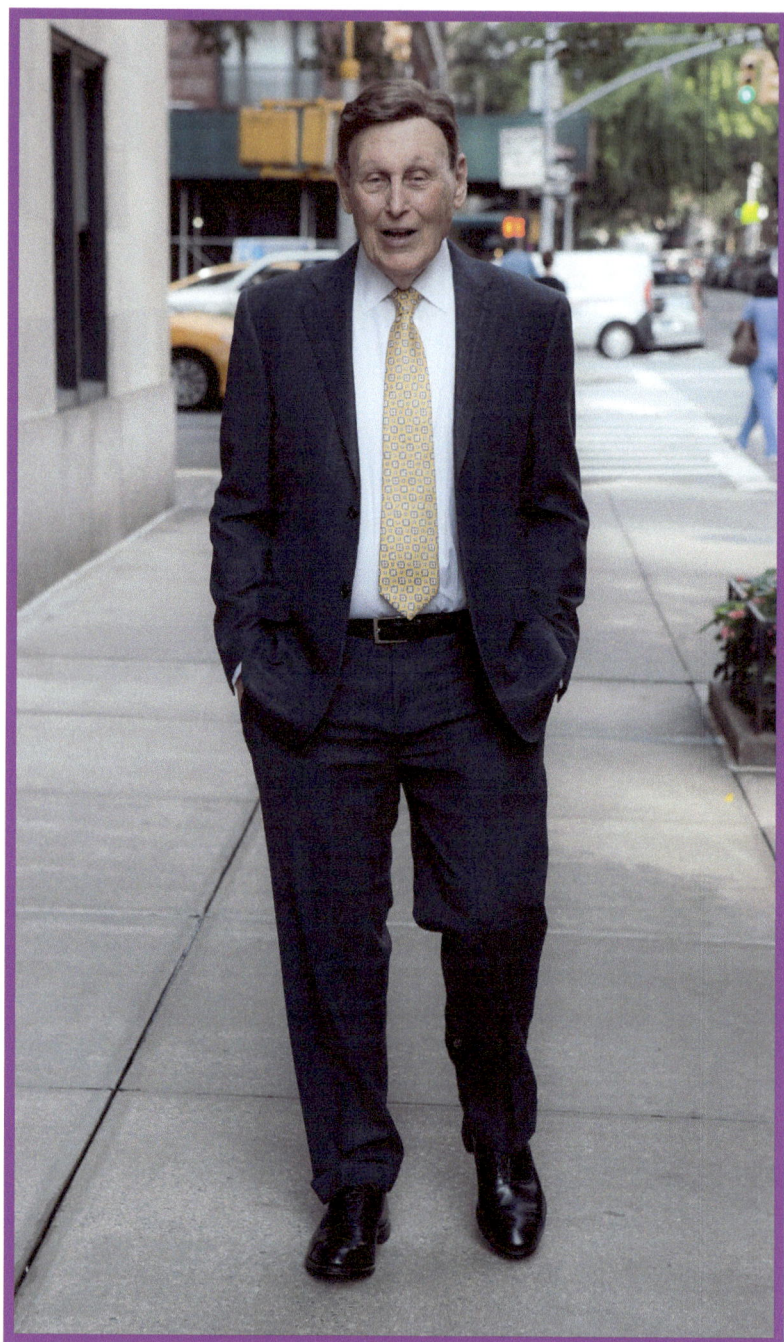

Nombre: Gerald Modell
Edad: 87

Comenzó su entrenamiento personal conmigo a los 56 años. Llevamos juntos un total de **30 añõs y contando...**

Empresario y propietario de Modell Inc., todavia trabaja por elección, porque él mismo lo expresa:

"Deseo seguir siendo productivo
y seguir contribuyendo...
¡porque aún queda mucho por lograr!"

*Nota especial y memoria a:
Paula Modell, a quien tambien tuve el honor de entrenar personalmente durante **25 años.**

Te echo de menos.

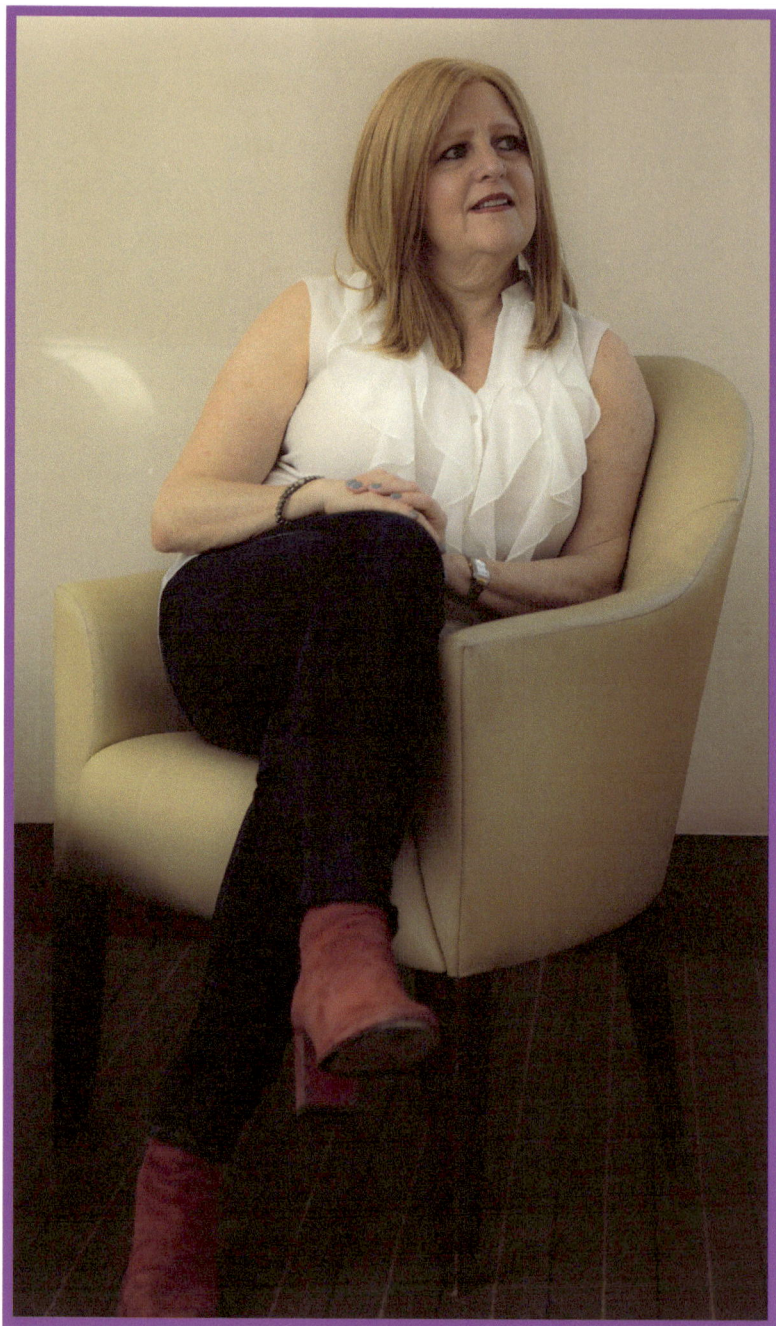

Nombre: Elizabeth Beck
Edad: 59

Comenzó su entrenamiento personal conmigo a los 30 años. Llevamos juntos un total de **29 años y contando...**

Liz Beck es especialista en comunicaciones y marketing integrado para una agencia de relaciones públicas global. Se especializa en campañas que involucran a los consumidores, refuerzan la diferenciación y generan resultados comerciales.

Liz ha hecho del ejercicio y el movimiento una prioridad durante casi tres décadas. Es una ávida buceadora con mas de 400 inmersiones registradas. También es corredora y completó dos maratones de la ciudad de Nueva York. Pilates y entrenamiento de fuerza completan su rutina de ejercicios.

"El ejercicio comenzó como una forma de mantenerme en forma, y ahora es crucial para mi capacidad para mantenerme activo, sano y fuerte."

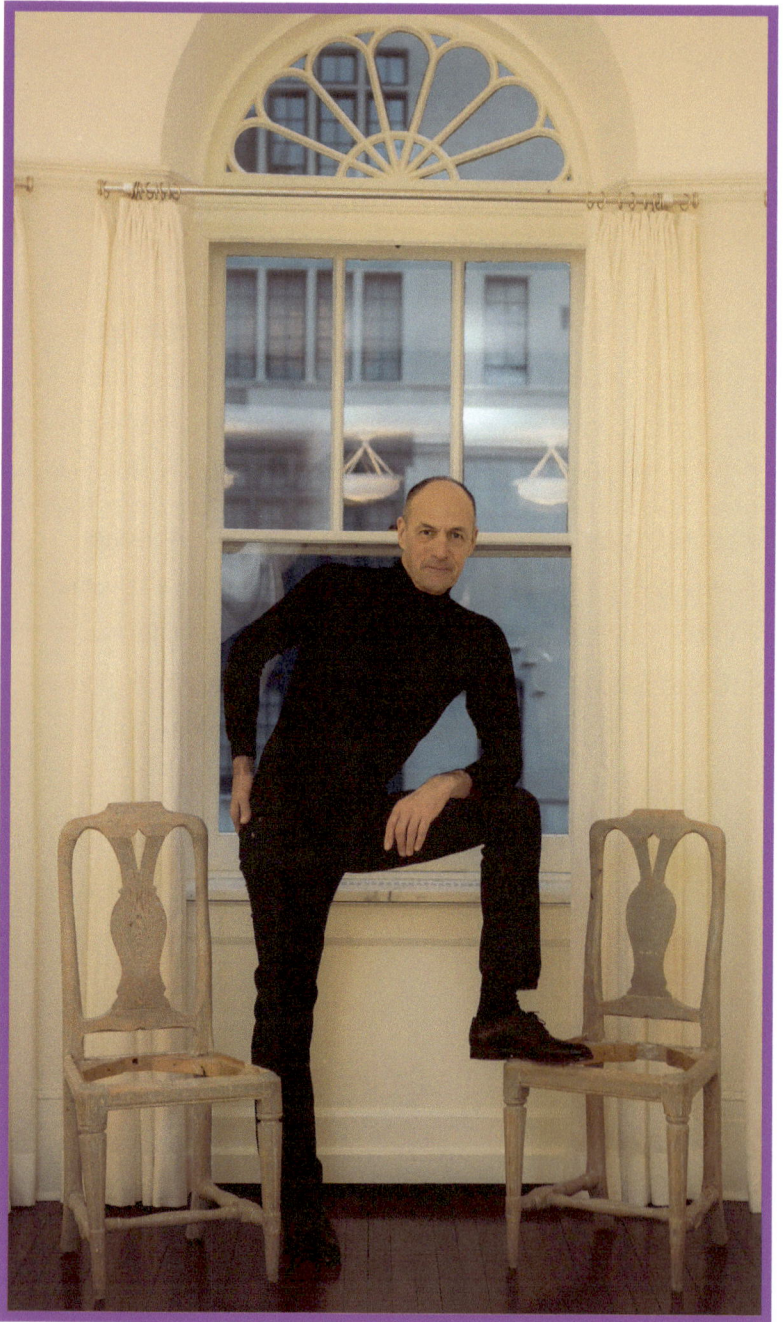

Nombre: Anthony Dub
Edad: 70

Comenzó su entrenamiento personal conmigo a los 42 años.
Llevamos juntos un total de **28 años y contando...**

Tony es presidente de Indigo Capital, LLC, una firma de
asesoría financiera con sede en la ciudad de Nueva York.
Antes de formar Indigo Capital en 1997, trabajó en Credit
Suisse First Boston durante 26 años, dirigiendo varios
departamentos, incluidos Banca de Inversión, Mercados de
Capitales, Financiamiento Hipotecario y Financiamiento
de Activos.

Tony es un ávido esquiador, habiendo participado en
expediciones a Alaska, Groenlandia e Islandia, que todavía
visita con frecuencia, ya que le encanta "despellejar" alguna
montaña lejana con un guía experimentado y amigos.

Nada de esto sería posible sin un programa de formación
activo.

*"La vida es corta y debemos disfrutar
todos los días y tratar de hacer todo lo que podamos
para hacer del mundo un lugar mejor."*

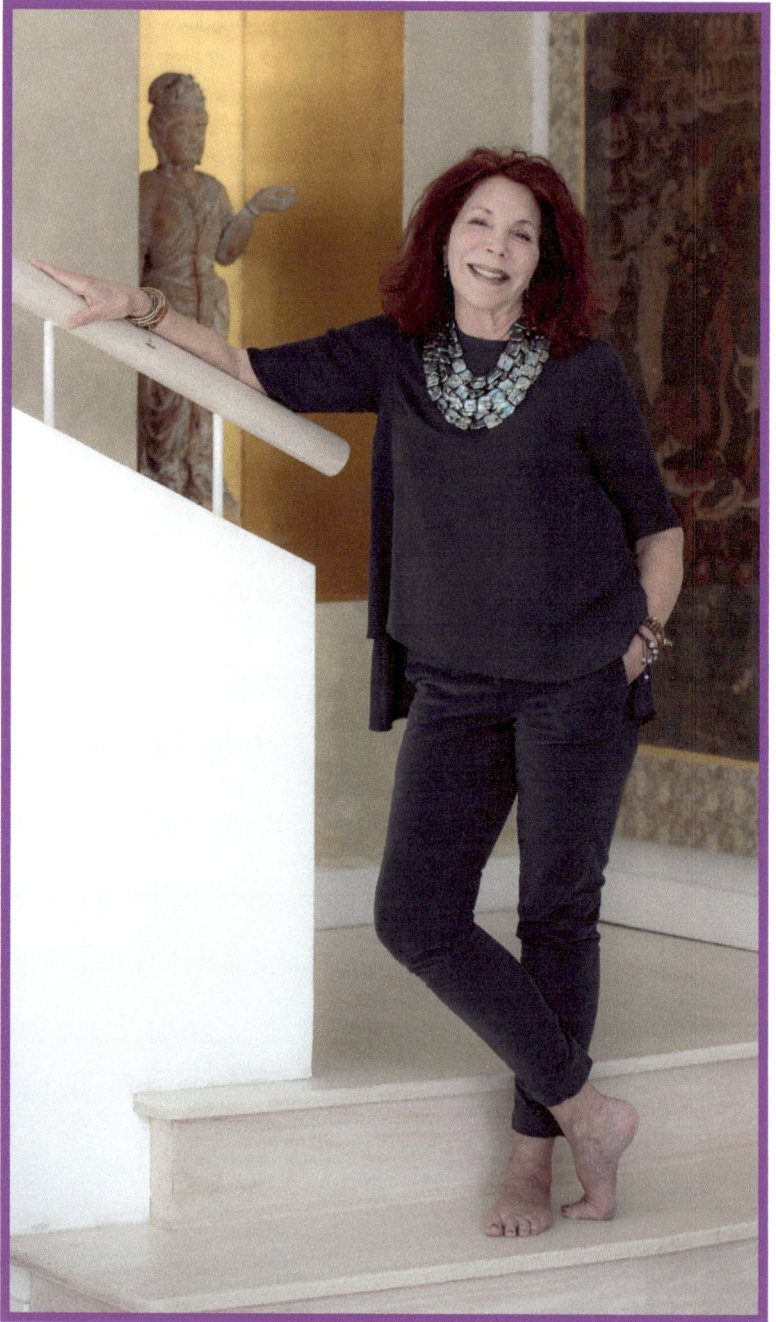

Nombre: Marcia Wilson
Edad: 76

Comenzó su entrenamiento personal conmigo a los 48 años. Llevamos juntos un total de **28 años.**

Durante más de 40 años, Marcia Wilson ayudó a construir la marca que era Daffy, el minorista icónico de ropa y accesorios para el hogar a precios rebajados. Conocido por sus ofertas inmejorables, su mezcla de productos única y sus anuncios poco convencionales, Daffy fue un pionero innovador en la industria minorista.

En 2013, Marcia fundó FORME Enterprises, un consorcio de consultoría creativa centrado en el merchandising y el marketing.

*"Hacer ejercicio durante estos años
me ha proporcionado el sustento para mantenerme
cuerda en este mundo loco
(¡y encajar en mi ropa!)"*

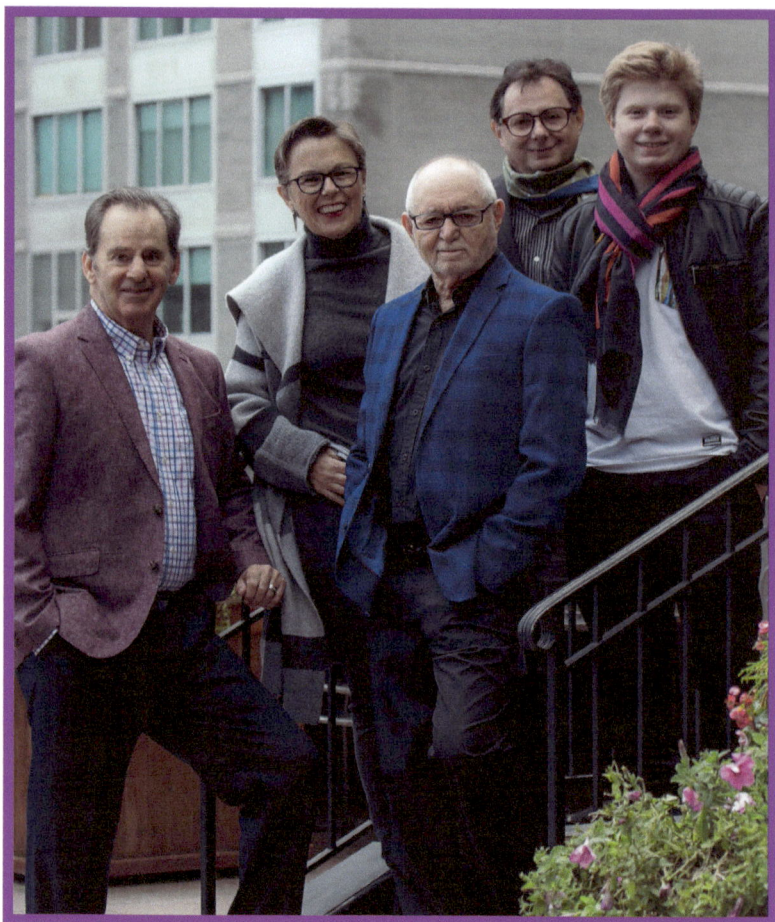

De izquierda a derecha:
Randall Corwin, Susie Lang, Alec Berzack, Gary Berzack,
Maxwell Berzack

Generaciones

Nombre: Alec Berzack
Edad: 87

(Padre, Esposo, Abuelo)

Comenzó su entrenamiento personal conmigo a los 66 años. Llevamos juntos un total de **21 años y contando...**

Nacido en 1934 en Johannesburgo, Sudáfrica, he tenido la suerte de viajar mucho y tener una vida increíble. Soy padre *(me han dicho bastante bien)*, abuelo *(amado)*, esposo *(dos veces)*, hombre de negocios *(bastante exitoso)*, aviador *(sin choques)*, jinete *(bastantes caídas)*, autor *(ficción)*, golfista *(malísimo)*, hizo dinero *(mucho)*. He cuidado mi cuerpo *(manteniéndome en forma)* y he comido alimentos saludables *(principalmente)*. He absorbido sabiduría de muchos *(mayores y más sabios)*. Todavía estoy dispuesto a aprender de los demás *(aunque la mayoría es más joven que yo)*. No creo que el pasado haya sido mejor, creo que ahora es el mejor momento de mi vida.

"Cuando llegue 'la vejez'
¡Quiero estar en forma para Saludarlo!"

Nombre: Susie Lang
Edad: 64

(Esposa, Madre, Abuela)

Comenzó su entrenamiento personal conmigo a los 48 años. Llevamos juntos un total de **16 años y contando...**

¡Susie es muchas cosas y una amante de la vida! Es psicoterapeuta, fotógrafa profesional, humanitaria, viajera, esposa, madre honoraria, madrastra, abuela, hermana, hija, buena amiga, golfista y ex jinete de doma.

"Estoy aprendiendo a encontrar mi camino en la vida. Si puedo prestar atención a mí mismo a través de mi cuerpo, mi corazón, mi mente, mis emociones y mi yo interior, tengo la oportunidad de llegar a una edad avanzada con conocimiento, integridad, sabiduría, madurez, experiencia, libertad y paz interior. Mi objetivo es ser física, mental, emocional y espiritualmente fuerte para encontrar mi propio equilibrio."

Nombre: Gary Berzack
Edad: 58

(Hijo, Padre)

Comenzó su entrenamiento personal conmigo a los 35 añs.
Llevamos juntos un total de **23 años y contando...**

Gary es CTO/COO de eTribeca LLC. Activo en tecnologías
WIFI y videoconferencia y sus aplicaciones prácticas.

*"El ejercicio constante me ayuda a lidiar
con los altibajos de la vida."*

Nombre: Randall D. Corwin
Edad: 70

(Yerno)

Comenzó su entrenamiento personal conmigo a los 53 años. Llevamos juntos un total de **17 años y contando...**

Randy es un contador fiscal que recibió su maestría en derecho en impuestos de la Facultad de Derecho de la Universidad de Nueva York. Ocupó un puesto financiero senior durante muchos años en una gran empresa privada.

"He vivido una vida activa y deseo seguir viviendo de esa manera."

Nombre: Maxwell Berzack
Edad: 20

(Hijo, Nieto)

Comenzó su entrenamiento personal conmigo a la tierna edad de 8 años. Llevamos juntos un total de **12 años y contando...**

Max actualmente asiste a la universidad en Temple University en Filadelfia.

"Hago ejercicio no sólo porque me mantiene saludable, sino que me ayuda a pensar con más claridad y a expresarme de manera más positiva."

De lo que soy **más** consciente...

es cuánto no sé.

Continuará...

Sobre el Autor

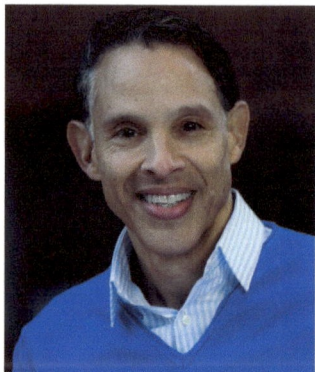

A los 14 años comencé mi entrenamiento de gimnasia. Dedicando 7 años-4 años bajo Renville Duncan-gimnasta, bailarín, actor que recibió el Professor de Gymnastique en Rumania, y tres años bajo Abraham Grossfeld, dos veces Olimpico y entrenador en Jefe del equipo de gymnasia masculino ganador de la medalla de oro de los Juegos Olímpicos de 1984. Recibí mi B.S. en Education Física en 1986 de la Universidad Estatal del Sur de Connecticut en New Haven.

He trabajado como entrenador personal para la YWCA, los Clubes De Salud y Raqueta de Nueva York, la Casa de Impresión y el Instituto de Entrenamiento Deportivo. También he entrenado de forma privada en los Hamptons. Fui estudiante de la Asociación China de Kung-Fu Wu-Su y estudiante de Gran Maestro Alan Lee durante un total de 28 años.

A la edad de 24 años comencé mi primer negocio privado de entrenamiento personal en un apartamento tipo estudio. En 1990, a los 25 años, abrí Fitness Results Inc. en 137 Fifth Avenue en la ciudad de Nueva York.

Con la filosofía y la Medecina de un lado y el Guerrero y los Juegos Olímpicos del otro, **la Antigua Grecia** fue mi inspiración. Este fue mi modelo a seguir y donde se encuentran mis creencias personales para una cultura de la Salud Holística, la creencia de que un ser humano necesita ser tocado por todas las artes para estar verdaderamente sano: ejercicio, nutrición, meditación, música, danza, obras de arte, plantas y animales. Fitness Results no era perfecto por diseño, sino un laboratorio que se basaba en los siguientes principios:

Holisticidad: ninguna pieza es más grande que el todo; cada persona es una empresa en sí misma.

Integración: de género, raza, técnicas y apariencia fue animado.

Tolerancia: todos deben respetar las diferencias de los demás y sobre todo el espacio y los que te rodean.

Los instructores de estudio fueron 100% independientes. No habia membresías establecidas ni horas de trabajo para los practicantes y el costo de la sesión lo determiniba el practicante, no el estudio.

Nunca quise que el estudio estuviera limitado por mis limitaciones.

El estudio tenía practicantes con experiencia en entrenamiento Personal, Yoga, Pilates, Gyrotonics, Artes Marciales y Danza, Chi-Kung, entrenamiento de longevidad, Acupuntura, Masaje Terapia, Shiatsu, Reiki, Medicina Tibetana y Ayurvédica, asi como Quantum Bio Feedback.

Durante los 25 años del estudio, experimenté dos recesiones y la perdida de cuatro familiares inmediatos. Difíciles lecciones aprendidas en la superación de obstáculos. En ese momento carecía de experiencia tanto en los negocios como en la vida.

Continuó trabajando en Nueva York como entrenador personal de manera individualizada haciendo lo que más amo: **Enseñar.** Creo que mi propósito en esta vida es dar y recibir a través de la enseñanza.

Agradecimientos

A mis abuelos, mis verdaderos héroes cuyo amor incondicional, guía y sacrificio sentaron las bases de mi felicidad, confianza en mí mismo y sentimiento personal de seguridad.

A mi madre, que me dio la vida. Tu tranquila gracia, amor constante, fuerza y perseverancia me proporcionaron un plan sobre cómo navegar a través de los muchos obstáculos de la vida.

Papá, el día que me tomaste como tu hijo y me diste tu apellido, no me convertí en un hijo bastardo, sino en el hijo más afortunado del mundo.

A mis hermanas, hermanos, tías, tíos, sobrinas, sobrinos y primos, gané el premio gordo en la lotería de la vida cuando te dieron para mi familia.

Queridos clientes, me has proporcionado un amplio lienzo para expresar mis ideas y cumplir mis sueños como profesor, y estaré eternamente agradecido.

Amigos y maestros que me he encontrado en el camino, gracias por impartir su sabiduría, amabilidad y generosidad y permitirme compartir en su vida.

Créditos

Fotografía
Susie Lang

Diseño
Jeffrey Shammah con Gloria Gregurovich